DISCOVRS

D'VNE ESTRANGE ET

CRVELLE MALADIE HYPO-
chondriaque venteuſe, qui à
duré onze ans: accompagnee de
l'Hyſterique paſſion, auec leurs
noms, cauſes, ſignes, accidents
terribles, & leurs remedes.

Faict par M. Henry Ioly M. Pharm.

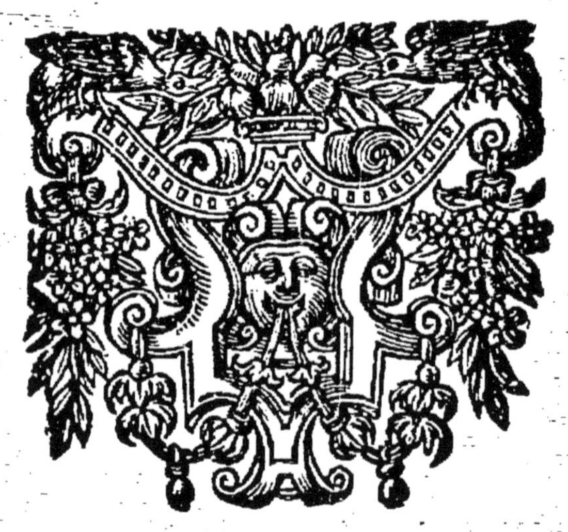

A PARIS,

Chez Catherine Niuerd, veſue de Claude
de Monſtr'œil, en la cour du Palais
au Nom de IESVS.
1609.

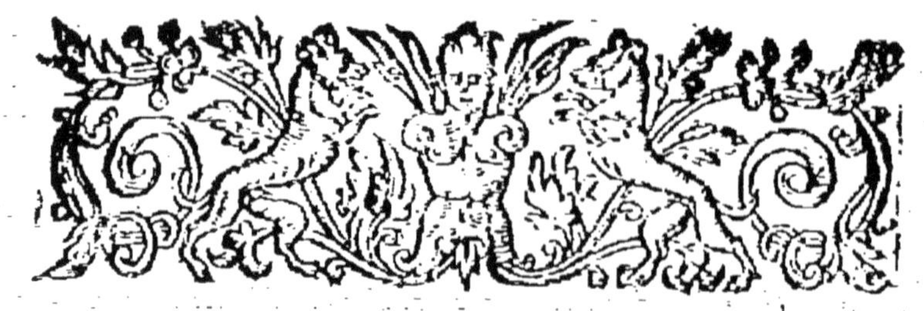

A

MONSIEVR DV LAVRENS

SEIGNEVR DE FERRIERE,

Conseiller du Roy , & premier
Medecin de sa Majesté, Chance-
lier de l'Vniuersité de Mont-
pellier.

ONSIEVR,

L'on dit , *& il est vray, que
toutes les choses de ce monde
sont à deux visages & à deux ances, l'v-
ne par laquelle il les faut prendre quand
elles se presentent opportunement, & c'est
l'occasion : L'autre par où il les faut laisser
si au contraire : ce que nous dicte sur le
champ la raison par ces deux principales*

ã ij

puiſſances l'entendement & la volonté. Le
preſent que ie vous fais de ce diſcours eſtrange, plus veritable que diſert eſt bien de ce
calibre d'vn coſté en mon endroict, puiſque
ce m'eſt vn gage precieux : mais ie ne ſçay
ſi de l'autre il vous ſera autãt aggreable que
ie le deſire, parquoy c'eſt à vous de le receuoir s'il vous plaiſt, & de luy donner place
parmy vos faueurs ſelon ſon merite, ou de
le laiſſer croupir & fleſtrir en ſes deſerts eſ-
pineux, où ie l'ay cueilly & accueilly auec de
la difficulté & beaucoup de temps. Toutesfois comme ie n'ay pas perdu la ſouuenance
de ce que vous m'en diſtes chez vous il y à
peu de iours, lors que i'eus l'honneur de
vous y entretenir ſur la reformation de noſtre Pharmacie, ie me promets bien auſſi
par ceſte plerophorie que Dieu veut que
nous ayons en luy de toutes nos actions, que
vous ne le reietterez pas ſi loing que vous
ne le paſſiez pour le moins de bout en bout
vne fois, quelque rudeſſe & inſuffiſance

que vous y puissiez trouuer, & que par mesme moyen vous n'excusiez bien les fautes
selon vostre accoustumee debonnaireté, &
le trop d'experience, à sçauoir que oncques à
tous ne furent toutes graces données, ains
qu'il suffit à vn chacun d'auoir son propre don du Ciel. C'est pourquoy, Mon-
sieur, ie le fais plus hardiment marcher en
campagne sous vostre adueu & le couuert
de vos graces, veu qu'il n'a esté fait que
pour vous, & que vous l'auez desia reçeu
pour vostre. Defendez le donc ie vous sup-
plie tres-humblement de la dent enuieuse des
momistes de ces circlops engences de vi-
pere, & de tous autres qui ne trouuent rien
bon, bien dit, ny bien fait que ce qui sort de
leur boutique. Ressouuenez vous di-ie de
luy & de son autheur en le lisant, & vous
m'encouragerez à vous en produire quelqu'autre bien tost en vostre nom & d'autre
estoffe, si tous deux nous auons tant d'heur
que d'obtenir vostre bien vueillance à l'ad-

uenir, comme ie me perſuade d'en auoir cy
deuant ſenty quelque eſtincelle, vous demeu-
rant en attendant, & à touſiours

Monſieur,

Voſtre trèſ-humble, obeiſſant, & fi-
dele ſeruiteur, IOLY.

Sonnet de l'Autheur sur le present discours.

LEs trois furies d'enfer, & le chien à trois testes,
Le monstre du mi-jour & celuy de la nuict
Auoyent fort entamé, & quasi tout conduit
Ce pauure corps meurtry au royaume des bestes.

  Quand ce Heros du ciel qui fleschit les tēpestes
Qui dompta les Geans, & l'Hydre déconfit
Qui tua le serpent, le grand aigle abbatit
Vint hardy leur oster, & abbatre les restes.

  De mesme auons nous fait à cest Hyppocoon,
A ce Roy triple corps, qui sans nulle raison,
Ont voulu desmembrer nostre triste malade.

  Ie dis ces trois dragons qui du commencement,
La traicterent si mal & si cruellement:
Nous les auons vaincus, & tousiours fait brauade.

Anagramme.
HENRICVS IOLIEVS.
VIS HERCVLIS IN EO.

LA force d'Hercules, son sçauoir, sa prudence,
Luy firent subiuguer les monstres plus cruels,
Et nous auec nostre art, & nostre experience:
Nous auons ruiné des maux presque immortels.

ERVDITISS. PHARMACO-
LÆ QVI DESPERATÆ PROPÈ
faluris morbum curauit.

ANAGRAMMA.

Henr. Iolicœvs. Honos verè civilis.

VIcto, verbere, Cerbero triformi:
Fastidit decore Hercules superbo:
Sic morbo pereunte centiformi,
Civilis tibi Verè nunc Honos *est.*

EIDEM.

Morbi grande genus refers, amice,
Quo non deterius, quod ars perita
Deuixit tua : sed quid vnde mirer?
Nam ars aut certè Dea, aut Dijs amica est,
Aut te denique Phœbus erudiuit.

M. de Monstr'œil.

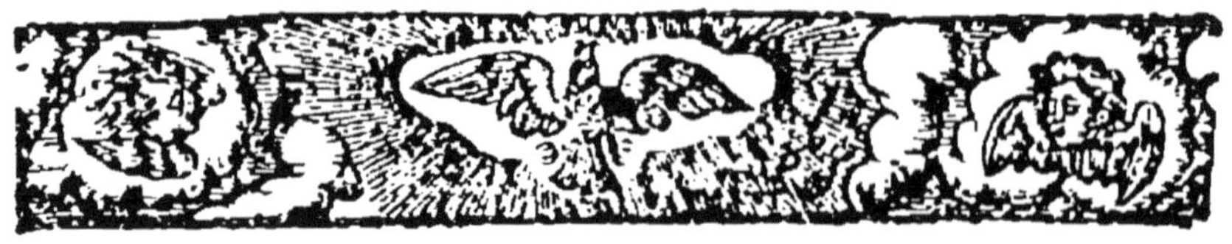

DISCOVRS D'VNE ESTRANGE ET CRVELLE MA-
ladie Hypochondriaque venteu-
se accompagnee de l'Hysterique
passion, auec leurs noms, causes,
signes, accidens terribles, & leurs
remedes: Fait par M. HENRY IOLY
M. Pharm.

ARGVMENT.

Vir vt vir patitur, mulier vt mulier, ambo vt duæ crea-
tura patiuntur, quapropter Deus duplicem
donauit medicinam. Paracelsus.

C'EST vne chose hors de doute entre les Naturalistes, que
le petit monde pendant qu'il
est rempant par le grand, est
conduit, gouuerné & remué
par iceluy, qu'il en est rendu sain ou malade,
ioyeux ou melancholique, liberal ou espar-
gnant, pusillanime ou vaillant, riche ou

A

pauure, vicieux ou vertueux, & en somme sujet à receuoir ses influences telles que ses astres luy dardent & enuoyent, soit à bien ou à mal, suyuant leur dire mesme, *Superiora corpora mortificant, & aegrotos faciunt, eadem etiã recreant & sanant, quapropter medicamentum praeparari debet iuxta astra, vt fiat astrum. Iudicant enim prophetias, asperas tempestates, homicidia, morbos, necnon praelia, pestes, ac famem.* Mais comme ministres de leur Createur qui les dirige & conduit côme il veut, & où il veut, quand il veut, & tout pour nostre bien en quelque sorte que ce soit.

Si doncques cela est, il ne faut pas s'estonner si nous le voyons tousiours ou souuent agité d'estranges bourrasques & diuers accidents, puisque ce sont choses nées auec luy pour l'accôpagner iusques au cercueil, ainsi que l'ombre fait le corps. Car si iamais cela s'est veu en aucune creature humaine, certainement nous l'auons veu & remarqué & plusieurs autres auecque nous, par le temps & espace de plus de quinze ou vingt ans durer sans y faillir en ma femme, laquelle dés l'aage de trente & quatre ans iusqu'à quarête cinq, a esté tousiours cruellement traittee des maladies dictes cy deuant, combien qu'elle commença à en estre attaquee dés l'aage de vingtdeux ans, & qu'elle en euſt en ſoy la ſemēce originelle &propenſion naturelle : mais c'eſtoit de loing à loing & fort legerement au prix de celles cy ſuyuies des plus diuers & faſcheux Sympto-mes, les vns *Pathognomeniques*, accompagnāt ſes maux, & les autres *epigenomenes*, ou ſuruenans qu'on ne pourroit iamais penſer, & ce principalement aux pleines Lunes & depuis aux decours d'icelles, & autresfois erratiquement ou ſuyuant le deſordre des aſtres des ſaiſons, à la reception de quelque faſcheuſe nouuelle, d'vne odeur agreable à d'autres : d'vne feſte ſolennelle, ou en ſomme lors qu'on luy recitoit, ou qu'elle entendoit quelque reſiouiſſance priſe. n'eſtāt delectee pour tout en telles angoiſſes que de choſes triſtes & funeſtes.

Mais laiſſant à part beaucoup de choſes qui ſe ſont paſſees durant vn ſi long temps, & peu vtiles à repreſenter, ie ſuis content de ne vous propoſer ſeulement comme quoy & comment elle fut premierement aſſaillie, par quels ennemis, ſes defenſes, & le ſecours qui luy vint à propos, par celuy duquel elle l'eſperoit apres Dieu, & bien luy en print : car elle fut ſi horriblement menee, que ſelon l'apparence humaine elle n'eut pas te-

nu bon huict iours, dequoy nous auons cêt
& cent tefmoins oculaires.

Or ie vous diray donc que l'onziefme
iour de l'infortuné mois de Mars en l'annee
1595. madite femme pêfant eftre groffe d'enfant de quatre mois, il ne fe trouua apres tou
tesfois auoir enduré les trois rudes ennemis
cy apres declarez, qu'vne mole ou fardeau
pefant plus de trois liures compofé de chair
fanglante, groffes colles & plein de vents
qu'elle vuida auec grande peine, par les efforts qui luy donnerent de grandes conuulfions *epiftotoniques, emproftotoniques*, & *tetani-
ques*, qui luy faifoyêt tourner la face par der-
riere, puis courbee fur le deuant, & en fin la
tefte toute droicte comme vn pau, lefquel-
les luy faifoyêt perdre le pouls à tous coups,
luy caufoyent de grands bruits dans le ventre, des fueurs froides, perte de parole pendant tout cela, & à la fin de chaque paroxif-
me vn grand tremblement qui luy duroit
vne groffe heure, fi bien que nous n'en at-
tendions que le dernier foufpir de fa vie.
Cela fut fuiuy d'vne fi grande perte de fang
& humeurs puantes qu'en moins de dix ou
douze heures elle en vuida pres d'vn boif-
feau, tantoft éuanouye, roide & froide comme giace plus d'vn quart d'heure, & tantoft

efmeuë & fouſpirante, & hauſſant les yeux
au ciel demandoit le ſecours d'vne voix caſ-
ſe & tremblante, ce qui nous eſtonnoit tant
que nous ne ſçauions quaſi par où commë-
cer ſon ſecours, tant elle eſtoit foible deba-
tuë & eſtonnee. Car quelques remedes ro-
borans & *Analeptiques*, nourriture prompte
& ſuculante que luy peuſmes adminiſtrer
par l'eſpace de trois iours que durerent ſes
tigres d'ennemis à la tourmenter, comme
il ſera dit cy apres, neantmoins ceſte foi-
bleſſe de ſon corps luy a continué plus de
quatre ans ſans la pouuoir remettre: ne ſe
pouuoit leuer ne voir l'air que de la chambre, toutesfois apres que nous l'euſmes cõme tiree par force d'entre les mains de la
paſle Atropos, qui la tenoit deſia liee & em-
paquetee, car c'eſtoit tout noſtre ſoin d'op-
poſer nos iuſtes armes à ces trois mauuais
garçons: Il eſt aduenu à cauſe de la perte de
ſes forces que ſa premiere maladie Hypochondriaque venteuſe & hyſterique paſſiõ
ſuyuies d'vne fieure continuë de ſept iours,
qui ne l'affligeoyent auparauant que trois
ou quatre fois l'annee, ne luy ont donné depuis aucune trefue ny patience, ains au contraire elle en a eſté tant & ſi long tẽps tour-

mentee qu'elle faisoit horreur de la voir en ses accez.

Car tantost l'on entendoit crier son co-sté gauche horriblement, ainsi qu'vn tonnerre grondant, montant & descendãt, l'vn poussant l'autre, cedant iusques à ce que ceste nuee ou tourbillon de vent & d'eau eust trouué libre sortie par la bouche, & non iamais par ailleurs, où donc il faisoit bruit espouuentable, & laissoit apres soy vne odeur & exalaison nitreuse & sulphureuse: tantost aussi lesdites eaux & vents apres s'estre bien promenez & tempestez par tout ce costé le diaphragme & les poulmons, ils sortoyent moitié eau & vents escumeux en si grande abondance que l'on eust dit que ce pauure corps deust à l'instant creuer & partir, puis toutes ces choses ayant bien du-ré vne bonne heure ne cessoyent iamaisque l'ephtialisme ou copieux crachemēt d'eaux claires & importunes ne vint en partie de là & en partie par la compassion & compres-sion du cerueau, voire en telle quantité & impetuosité qu'en moins de deux heures l'on en emplissoit trois pleines escuelles.

Et quoy? n'est ce pas chose merueilleuse que iamais le temps ne se changeoit, ne alteroit, soit par vents, pluyes, seicheresses,

chaud ou froid, nebuleux ou clair, que les
mefmes chofes ne fuffent tout auffi toft
excitees, dictes, fenties & veuës au corps
de noftre malade : Certes c'eft le feul fuiet
qui m'a fait fouuent entrer en admiration
touchant la fympathie & anthipatie des
corps fuperieurs aux inferieurs, & de croire
plus fermemēt qu'il y a entr'eux tel accord
& fimbole que les vns ne peuuent iouyr du
bien ou du mal qu'ils n'en facent à l'inftant,
ou par benefice ou par condoleance, par-
ticipant les autres, veu mefmement que les
parties de ce grand tout iouïent fur les mefmes reffors du tout petit, & qu'il n'a fait &
produit rien qui ne foit effectué par infu-
fion diuine & fupernaturelle à fon auorton:
car de là, *eft in homine vis indita ac nata quæ fphe-
ras ad fe trahit externas, & in fe hifque fubftanta-
tur, & fit fanus aut infirmus:* Ce qu'elle cognoif-
foit & fentoit auffi toft au changement du
beau temps en laid, difant, Voyez s'il ne fait
pas tel temps, ce qui fe trouuoit vray auec
grand eftonnement de ceux qui la vifitoiēt
& cõme la pluye abat toufiours l'orage qui
le precede, ainfi auffi ce deluge d'eaux qui
fortoyent par fa bouche faifoyent foudai-
nement ceffer la tempefte de fes vents ef-
meus: de forte que l'on peut dire que, *vt per*

imbres deſtruuntur flatus terræ & fulgura cœli, ſic etiam per ſuas fluxiones à toto corpore venientes, aut à cerebro in maxima quantitate ſui flatus pro-ſternabantur, & non autrement: A quoy s'accorde tresbien le propos d'vn docte moderne, diſant qu'autant de parties qu'il y a au grand monde ſemblables & diſſemblables, qu'autant y en a-il au petit, leſquelles exercent leurs fonctions & operations les vnes comme les autres ſans y faillir, tant la nature eſt curieuſe de conſeruer ſon eſtre, & ceſte maſle vigueur par laquelle elle nous enfante tous les iours tant de beaux & diuers effects au monde.

D'autres fois auſſi par interualles elle eſtoit tourmentee de grandes douleurs de la poſterieure partie de la teſte, & luy ſembloit aduis qu'elle luy enfloit à veuë d'œil, qu'elle eſtoit molle comme laine, pleine de bourbe, & neantmoins ſes cheueux eſtoyent rudes & aſpres comme bruyere au toucher, tant ce meſchant humeur melancholique luy troubloit la faculté imaginatiue: puis auſſi toſt apres par ie ne ſçay quelle euerſion elle y ſentoit vn grand froid, comme vn vent d'aquilon paſſant par lieux eſtroicts, & tout à l'inſtant vne grande chaleur molaſſe comme d'vn auſter eneruant & affoibliſſant

bliſſant les corps.

Cela pouuoit bien eſtre fait des vapeurs montantes à grand tas des parties affligees ainſi que meteores pour eſtre là alãbiquees, deſquelles elle diſoit eſtre ſuffoquee, pour puis apres eſtre tournees en goutes d'eau, à la chape de ſon alambic retomber & frapper au prealable les marteaux ou tãbours, ce ſont des oſſelets & peaux tendues à l'entour & deuãt l'ouye pour là y faire le ſon muſical ou ſonnemẽt de cloches qu'elle diſoit y auoir, auant qu'elle ſentiſt ceſte ſoudaine cheute de pluye, tantoſt ſur le bras gauche tantoſt ſur le bras droict, luy cauſer douleur, pulſation & quelques taches noires, qui duroyent l'eſpace de trois ou quatre heures, apres chaque accez : ce qui paroiſſoit par fois auſſi ſur les eſpaules: Elle diſoit bien dauantage que ceſte fluxion luy deſcendoit le long de l'eſpine du dos iuſqu'au coccix, & que de là trauerſãt par quelq̃ trou clapier aux ſuperficielles parties des os femoris, entre les perioſtes d'iceux & muſcles de l'vne & l'autre cuiſſe, luy faire de ſi atroces douleurs & debatement qu'on pouuoit remarquer au doigt & à l'œil que la partie en demouroit tachee d'vne marque noire & liuide, de la largeur d'vn teſton, qui s'euanouiſfoit deux ou trois heures apres.

Il y auoit encore vne autre fluxion, où la mefme qui luy tomboit dans l'eftomach en telle quantité qu'il en eftoit tout defbauché, fi bien que trauaillant à faire la premiere concoction pour les vents qui faifoyent foufleuer la viande, & quelquefois fortir auec des colles vêteufes, des aigreurs en demeuroyent par fois à la bouche & d'autrefois des amertumes, comme auffi fuiuoit fouuent apres cela le Borborigme, qui luy apportoit cefte incõmodité de ne permettre à l'eftomach de bien chilifier les viandes, veu la maigreur de fon corps: & la pituite pourrie amaffee entre cuir & chair, de laquelle s'engendroit quantité de petits poux rouges & blancs, non fur la peau, mais dans la chair, quelques linges blancs & nets & autres moyens qu'on peut apporter à cela, maladie qu'on peut nommer phthiriafis, de laquelle fe fentoit infiniment moleftee, & auffi que le foye, partie qu'elle a de fon naturel autant chaude qu'elle a l'eftomach froid, attiroit auidemment icelles viandes pour en faire vn fang demi cuit, & plein de ferofitez & d'autres fois nous paroiffoit my bruflé, auec quelques taches de pituité pourrie, les humeurs pareillemét

iettees par le bas, ſoit par medecines ou par
nature, monſtroyent clairement qu'il y en
auoit dans les viſceres & grands vaiſſeaux,
& de trop cuittes, & de toutes crues, ce que
nous auons remarqué pluſieurs fois, & autres auec moy.

Quand aux cauſes de tout cela outre les
declarees, & de l'hyſterique paſſiõ auſſi, no⁹
parlerons ſeulement des principales ſur la
fin du diſcours : car pour maintenant mon
deſſein n'eſt que de faire voir comme dans
vn miroir tous nos brigands de maux qui
nous ont perſecuté cruellement les ſix ou
ſept annees premieres, & comme les autres
quatre annees de reſte ſe ſont paſſees, & ce
qui y eſt ſuruenu : Attendez donc patiem-
ment rechanter ma triſte chanſon & vous
verrez dequoy.

N'eſt ce pas vn grand cas que toutes ſes
fluxions alleguees, non contentes de tra-
uailler ores par relaſches, ores alternatiue-
ment vne partie, puis l'autre, couloyent par
tours, retours & circuirions, paſſant par le
grand trou de la nuque, retourmenter ce
pauure corps le long de l'eſpine du dos, puis
tomboyent dans la matrice, laquelle certes
pour ſa vertu digeſtiue debilitee par les
maux precedens les laiſſoit eſtranges à la

nature fluer continuellement dehors, non-
obstant la purgation menstruale certaine
& copieuse qui de mois en mois venoit sans
y guere faillir : lequel mal est nommé *flux
muliebris*, parce qu'il fluë longuement & auec
grande faścherie, souuent auec le flux men-
strual & lunaire, la couleur d'icelles humeurs
superflues pallastres & fort visqueuses nous
indignoit asseurement l'impuissance de la
matrice à les regir, & que s'en sentant cóme
accablee ne les pouuoit mettre hors d'elle,
sans au prealable esmouuoir foiblesses tres-
grandes & oppression des parties superieu-
res, comme du cœur, du ceruèau, estomach
& des poulmons, & si i'oseray dire qu'en
telles humeurs gisoit quelque latante qualité violente, veu que tant grandes choses
en estoyent prouoquees : toutesfois pource
que cela est douteux & maladie secrette, ie
diray auec Aristote que nos entendemens
de leur nature sont tels au faiċt d'entendre
les choses hautes & difficiles, comme les
yeux du Hibou au regard du soleil, mais
pourtant n'ay-ie pas laissé long téps de pen-
ser si dans la matrice il s'y estoit point fait
quelque mole venteuse à cause des douleurs
de l'epigastre, & os pubis, & de ce que nostre
malade disoit sentir cela gros comme vn

peloton luy tourner legerement dans le ventre ou bié quelque apofteme flegmatic, mais depuis ie recognu que ce n'eftoit que lefdites fuperfluitez accumuleesnõ digerees & bien gouuernees de la nature fi ie ne me trompe.

Quoy plus? tairay-ie auffi que tout cela eftoit toufiours fuiuy d'vne trefgrande palpitation de cœur, ou pour les vapeurs malignes portees aux parties hautes, lors que l'afcenfion de matrice fe faifoit, qui eftoit fort fouuent, ou bien pour quelques eaux croupies & reclufes *in panniculo cordis:* Nenni certes, d'autant que grandes fueurs froides par tout le corps, debattement de bras & de mains, la gorge enflee & bruyante en eftoyent excitez: Ie n'oublieray pas non plus que tãt de maux la tourmentoiét fi fouuét que l'on euft dit & iugé que ce microcofme fe decrouloit petit à petit, pour en fin ruiner tantoft vne partie puis l'autre, & le faire tomber en vn mõceau, ainfi qu'vn vieil mur panchant de longue main, s'il n'euft efté eftayé par bons remedes. Car ô chofe eftrange & nompareille, ce qui la deuoit le plus foulager en cefte occafion, c'eftoit ce qui fe bandoit plus opiniaftrement & comme par defpit à luy faire la guerre: & c'e-

ſtoit vrayment la dureté, pareſſe & ſtupidi-
té inaudite de ſon ventre, d'autant que ſi iamais noſtre malade n'euſt prins de cliſtaire
ou autre artifice iamaisauſſi elle n'en eut elté
ſeruie? car ce qui en ſortoit eſtoit comme
crottes de cheures accumulees & tournees
en rond ou comme eſcarbots clos & enui-
ronnez de colles glaireuſes que les Latins
appellent *Scarabei*, & les Grecs *Squibalas quaſi
in gyrum voluta ſpiroſaque dixeris* : pour fin leſ-
dites maladies auoyēt pour compagnes ordinaires à mon treſgrand regret, les inquietudes, veilles, ires, courroux, triſteſſes, paſſiõs
de l'eſprit, chagrin, faſcherie, reſueries, principalement durant les acces & hors iceux,
elle eſtoit pleine de bons diſcours, de raiſõs
& de preuoyance, voire qu'elle racontoit
auſſi bien ſon mal que ſi elle l'euſtveu ou leu
par eſcrit, prediſant en outre les choſes qui
luy deuoyent arriuer, tanc pour ſes maux
que des affaires du monde, voyant & affir-
mant, *non tantum quod ante pedes eſt videre, ſed
etiam futura proſpicere & conſulere in longitudi-
nem*, c'eſt le naturel & la craintē ordinaire
de tels malades d'auoir ſoin de leurs neceſ-
ſitez à l'aduenir qui les cõtraint d'auoir peur
de mourir, leur donne de faux ſommeils
anxietez, ſonges turbulens & faſcheux, &

mille autres incommoditez à narrer, ſi bien
que l'on euſt dit qu'il y auoit en ſon faict du
Theionti quid diuinum, comme veut Hippocrate *in morbis quibuſdam*, ce qui me perdoit
quaſi en y penſant, & le voyant ſi ſouuët deuant mes yeux.

Or ie couppe donc tout court le col à ce
hydre de maux, afin de dire quelque choſe
de ſes vrines : n'eſt-ce pas choſe monſtrueu-
ſe d'auoir veu que tout ainſi que les douleurs alleguees ſembloyent ſauter de lieu en
autre par la furie inconſtäte de ceſt humeur
comme il a eſté dict, que tout de meſme ſes
vrines changeoyent de moment en momët
ſans aucun ordre, couleur, quantité ou con-
ſiſtance, n'eſtoit-ce point la reſſemblance
d'vn Euripe qui ſept fois en vingt & quatre
heures change de lict, de contenance & de
couleur : Ouy certes. Car tantoſt elleseſtoiët
blanches, eſpaiſſes & lactees, tantoſt aqueu-
ſes & diaphanes, *ſine ſedimento*, d'autre fois a-
uec hypoſtaſe, de couleur de fleur de Cartami aurees, de paille, de verjuſt raſſis *cum ſedimento line*, & le cercle vn peu liuide, ſignes
certains dit on de longue maladie & de difficile iugement, par fois auſſi elles eſtoyent
toutes bouillonnantes & eſcumeuſes, pleines de vents amaſſez & nuees vaguantes par

icelles,& finalement tartareuſe, fort abon-
dantes en quantite,& ce quand les reins s'en
ſentoyent oppreſſez, & qu'ils l'auoyent at-
tiree par leur trop grande chaleur ou im-
puiſſance à la retenir, tout ainſi qu'en la paſſion nommee Diabethe: puis quand tout
cela diminuoit,elle en faiſoit bien peu & en
auoit le ventre enflé l'eſpace de 4. ou cinq
iours, comme ſi elle euſt eſté hydropique.

Nos Paracelſiſtes diſent là deſſus qu'il y
a en nous vn homme interieur & grand ouurier caché qui ne ſe dõne à cognoiſtre aux
Medecins que par ſes effects qui eſt autheur
de ces choſes,& cõme né à ceſte fin de nous
contrarier & debattre inceſſamment contre nos principes & pilotis qui nous ſou-
ſtiennent: Ie le veux bien, mais qu'ils me
diẽt donc cõment cela ſe fait? car pour moy
ie ne ſçay point plus de fineſſe que celle que
i'ay dit,& ſi pourtant ie ne me ſuis laiſſé iamais emporter ny noſtre malade auſſi, iuſques là de preſter l'oreille à quelques vns
qui diſoyent tant de maux n'eſtre pas des
maladies ordinaires, ains pluſtoſt quelque
ſort qui luy auoit eſté donné,& qu'il ſeroit
bon d'en auoir l'aduis des deuins & autres
tels diables d'hommes.

Il reſte donc à ſçauoir des autres quatre
dernieres

dernieres annees,& de ce qui luy eſt arriué
c'eſt premieremēt qu'elle a eu diminution
de ces principaux maux , & commença
à ſe leuer,à voir l'air de chambre en chambre, à ordonner plus aiſément de ſon meſ-
nage , & à ſe reſiouir, combien qu'elle fuſt
encores attaquee de ſes maladies de mois
en mois ſeulement, & qu'elle euſt changé
ſon aſcenſion de matrice en vne peruerſion
ou conuulſion d'icelle, ſe iettant tantoſt
ſur l'vn & l'autre flanc , & tantoſt ſur les
hanches , auec des retractions de ſes
ligamans, fromillemens,pouſſemens,preci-
pitions& autres faſcheuſes incommoditez:
mais pour tout cela elle ne laiſſa pas de
nous donner vn beau fils, bien dru, & fort
éueillé, comme auſſi apres vne belle fille
tousdeux aſſez ſains Dieu mercy,& qui luy
ſont auiourd'huy de la conſolation &
reſiouiſſance, ſi bien qu'il ne luy eſt demeu-
ré, graces à Dieu, que ceſte opiniaſtreté
de ventre à ſon deuoir, à cauſe de ces
cõtinuelles douleurs de teſte,& des fumees
qu'elle ſentoit ſouuent en ſes foibleſſes,de
quoy à la verité elle reçoit du deſplaiſir : &
voila à mon aduis mon tableau aſſez por-
traict du principal, mais non pas le theatre
ncor dépeint, ſur lequel tant de Satrapes

C

ont ioué leur triste tragedie: les causes qui les y ont meuz, & les raisons sur lesquelles ils bastissoyent leurs trophees auant la victoire, & le tout pour n'auoir pas bien cogneu ny remarqué le lieu, le sujet, ne la place qui les attaquoyent : Ie m'en vay donc commencer ma deduction par la generation & naissance des indiuidus pour en venir à la difference d'iceux & de leurs differentes maladies.

Non sans cause les Astronomes Genethliaques & Medecins ont prononcé que de la bonne composition de l'enfant en l'vterus de sa legitime & fauorable naissance, & de sa bonne & conuenable nourriture, luy sont donnez & impartis la force, la santé & la longue vie:& le contraire si toutes choses sont autrement, à sçauoir debilité, faute de force naturelle, est sujet toute sa vie à mille maux, tant interieurs qu'exterieurs, voire dauantage si tel enfant est nourry dés sa ieunesse de viures dissemblables à sa complexion, s'il vit escharsement & austeremēt ou de soy-mesme pour quelque consideration ou deuotiõ, ou par contrainte. Car par le premier aduis l'enfant n'est pas seulemēt dit bien nay pour le regard du corps, ains aussy pour l'ame, pour ses organes & pour la viuacité de l'esprit, suyuant le prouerbe latin qui dit *gaudeant bene nati*, d'autant qu'estant engendrez de parens bien sains, ils en sont aussi mieux complexionnez & plus forts : & par le second ils donnent à entendre que des Astres & planettes maleurtez qui regnent, tãt sur la conformation du fœtus, qu'à l'heure de sa naissance, il soit enclin par ie ne sçay quelle propẽsion naturelle à en receuoir les impressions telles qu'elles sont, ayans mesme ceste puissance d'alterer aucunement, non la geniture seulement, mais toute la masse corporelle, les sens, la raison, dicte du Grec *Logos igemonicos*, ceste puissance rationelle auec ses deux facultez, l'entendement & la volonté, & ainsi de parens mal sains sont faits tels toute leur vie: Car comme dit Catule, *natura sequitur semina quisque sua*, dire notable certes, & qui apprend les plus iudicieux de nostre art à croire que la pluspart des maladies qui nous arriuent prennent leur source & origine de la semence mal complexionnee & de l'influence sinistre des astres, ou de la mauuaise & vicieuse conformation de quelque partie principale, qui suyuent en cela le dire de Paracelse, *ab astris incenduntur corpora, quæ alioquin non ægrotarent:* mesmemẽt celles qui sont longues, difficiles à cognoistre, & point ou peu guarissables, sinon par vn long temps, ainsi qu'a esté celle qui nous fait parler, & laquelle s'est veuë attachee sur vn sujet maigre, sec & melancholique, triste, de moyenne stature, de couleur sulphuree, nay de mere mal saine, tousiours chargé d'ennuis, d'apprehension & de preuoyance trop grande, qui a ieusné austerement par deuotion en sa ieunesse, & tousiours comme porté sur ses espaules les ennuis de tout le monde: Voila donc de la naissance & de la force des impressions celestes: voyons ceste difference, & comme quoy chacun de nous s'en ressent.

Hippocrate par sentence irreuocable a dit, *totus homo ex natiuitate morbus est, dum crescit proteruns insipiens pedagogo opus habens: dum in vigore est, audax est, dum decrescit miserabilis vbi labores suos imprudenter recolit ac iactat : ex maternis enim vteri inquinamentis talis prodiit,* & ailleurs il en donne plus particuliere declaration, disant, que *corpus differt à corpore natura à natura,* il est vray, c'est aussi toute la finesse de nostre medecine que d'en faire bon iugement: car celuy qui s'en sçait bien escrimer excelle sans doute sur tous ceux de sa robbe, & en est mesme honoré & prisé

des Pſeudomedecins, malgré eux. Pourquoy? d'autant qu'il ne cognoiſt pas ſeulement les corps par leurs formes & figures,
mais auſſi par leurs natures & complexions
diuerſes,& les ſçait remettre en ſanté &ſym
metrie premiere, quand par l'amettrie & di-
ſcord des filles du cercueil ils en ſont de-
cheus,ce qui s'appelle particularitez des indiuidus,comme les vns d'vne trempe : Mais
aux maladies corporelles,qui eſt vne prede-
ſtination de la naiſſance, & qui contrainct
maladie de venir par ſa ſemence , laquelle
met & poſe le terme de la mort, & neantmoins qui ont l'eſprit net, le iugement bon
& la memoire aſſeuree, le tout conioinct à
vne bonté naturelle & bonne conſcience:
quel corps eſt celuy de noſtre propos, & ce
afin qu'il ſoit dit, *vir vt vir patitur*, non ſeulement pour le reſpect de l'homme, comme
plus chauld,plus robuſte, & plus fort que la
femme, qui eſt de ſa nature plus mollaſſe &
delicate, plus froide & humide : mais auſſi
pour la difference du ſexe,de leurs parties,
& de leurs communes & particulieres mala-
dies:Car *mulier vt mulier* ſouffre & a ſouuent
des maladies à quoy l'homme ne peut eſtre
ſujet:c'eſt pourquoy *ambo vt duæ creaturæ patiuntur*,& que noſtre Dieu en commiſeratió

de l'vn & l'autre sexe, sans auoir eu esgard à
leur desobeissance, il leur a creé à chacun
sa peculiere & propre medecine & son Medecin, *quapropter Deus donauit duplicem medici-*
nam, à cause de la double offense perpe-
tree par nos deux premiers parens, à l'vn
desquels il a dit qu'il mangeroit son pain à
la sueur de son visage & trauail de tout son
corps, dés l'heure mesme fait tout maladif,
& à l'autre qu'elle enfanteroit auec peine &
douleur, & que tout le reste de sa vie seroit
plein de calamitez & miseres : dequoy nous
en auons en main & deuāt nos yeux le vray
miroir & patron, à mon tref grand regret:
De façon qu'à cause de tout cela l'on pourroit biē en sommaire definir toute maladie,
la peine du peché de laquelle Dieu chastie
celuy ou celle qu'il ayme, & le remede vn
baston dans nostre main pour le chasser ou
corriger, *Quia Deus nullum permisit morbū pro-*
uenire, cui non creauit & medicum & propriam me-
dicinam, ou bien pour contenter nos Do-
cteurs, nous dirons que maladie est vne af-
fection contre nature qui blesse & offense
nos actions: mais l'vn reuient à l'autre, parquoy il vault mieux dire du nom de l'Hypo
chondriaque venteuse, puisque c'est celle
que nous auons prins à partie.

Le nom eſt donc vne voix qui remarque & ſignifie la choſe : ou primitiuement telle qu'elle eſt, ou deriuatiuement, comme ve-nante d'ailleurs : car il n'eſt pas partie de la choſe ny de ſa ſubſtãce, c'eſt ſeulement vne piece ioincte à la choſe du tout eſtrangee & hors d'elle, qui nous fait neantmoins co-gnoiſtre ce dequoy nous voulons parler ou appeller par ſon nom, ſi primitiuement il ſemble eſtre de l'eſſence de la choſe: entant qu'il ne vient & ne dépéd d'autre cauſe que du bon plaiſir & volonté des premiers hom mes qui ont nommé les choſes comme ils ont veu eſtre bon & vtile. Les deriuatifs au contraire ſortent & deriuent touſiours de quelque ſujet duquel ils emprũtent le nom, ainſi que fait noſtre Hypochondriaque vé-teuſe de ce cartilage dit Condros, ſoubs le-ſiuel l'hypochondre eſt ſitué, c'eſt le flanc en François, *Hypochondria*, les flancs en Latin *Ilia*, pour les cauitez d'iceux au deſſous dés coſtes nothes giſant ſur le foye & la ratte,& au deſſous de l'vmbilic, d'où la maladie préd ſon nom,& venteuſe des vents qui l'accom pagnent, ainſi que le bruit fait le tonnerre: Aucuns la nomment auſſi *crudele Medicorum tormentum*,mais auec peu de raiſon : car c'eſt bien plus le tourment des malades en toute forte : il eſt donc bien requis de ſçauoir les noms ſi nous ne voulons eſtre ſouuēt trom-pez, dit quelque ancien, *nemo parum exiſtimet à nominum ignorantia decipi*, ce que Plutarque remonſtre de fort bonne grace, que qui faut aux noms faut auſſi bien ſouuent aux cho-ſes, en ſon traitté d'Iſis & Oſyris : Et noſtre Reſtaurateur encore mieux par ces mots, *Nomina lege quadam naturæ indita eſſe & artibus ex ſpeciebus accipi & imponi*, & de faict ceſte Loy naturelle nous apprend à cognoiſtre Pierre d'auec Iean, & la crouſte du pain de ſa miette:or ſus voila le nom donné, il faut voir que c'eſt de la choſe puiſque ce ſont re-latifs.

L'hypochondriaque venteuſe ſelon nos Medecins eſt vne intemperature ſeiche & chaude des veines du meſentere du foye, & principalemēt de la ratte, cauſee par groſſes humeurs & eaux croupies &corrompues au flanc gauche par obſtructions leſquelles ve-nant à s'eſchauffer enuoyent pluſieurs va-peurs au cœur, au cerueau, à l'eſtomach, au poulmon & poitrine, qui ſont cauſe des ac-cidents declarez.& de ceux que nous dirōs cy apres:ou bien ſelon d'autres, ce ſera vne ardeur & inflammation ſeiche des veines du meſentere, du foye & de la rate cauſee

par

par la ſuppeſſion d'humeurs groſſieres dicte *Phlogoſis*, ceſte diffinition eſt bonne di-
ſent-ils, mais nos Paracelſires ne s'en con-
tentent pas, & veulent notamment que toute maladie ſoit nommee & definie de l'vne
des trois ſubſtances & principes qui conſti-
tuent nos corps, & qui font auſſi maladie,
comme le mal caduc ſera dit par eux *morbus*
cachimialis ſublimatus, parce qu'il eſt fait & ex-
cité du mercure ſublime és parties hautes,
& qu'en iceluy meſme ſe trouue la vraye
guariſon de ce faſcheux mal, ſemblablemēt
que *febris eſt morbus nitri ſulphuris incenſi*, & ainſi des autres, car diſent ils, *Omnia conſtant*
ex ſulphure, ſale & mercurio, ſuyuant en cela
Hyppocrate, qui dit, *omnia conſtare ex amaro,*
inſipido & ſalſo, de la deprauation deſquelles
ſubſtances ſe fait maladie, qui reçoit ſa guariſon du vegetal ſenſitif ou muneral, & de la
partie d'iceux qui a analogie & commence
auec la cauſe materielle d'icelle, produiſant
en exemple l'hydropiſie, qui n'eſt autre choſe que le ſel du bannie naturel, diſſoult &
deſtrempé outre meſure en l'humide, lequel
remis en ſon iuſte poix ou degré par les ſels
d'abſynte de petite eſule du ſel gemme &
autres preparez par ſouueraine repurgation,
la ſanté eſt reſtituee, ou ſi des aſtres & planet,

D

tes , ils la nommeront maladie Saturnienne
fomentee & entrotenuë, comme cause ad-
uentice de la fortuite rencontre deMercure
auec Saturne, à l'heure de la conception ou
natiuité, & de là disent-ils encores : *mores no-*
stri gestus proprietates & conditiones informantur
à stellis non ab humoribus qui in sola side consti-
tuuntur, seulement & non aux humeurs qui
n'ont fondement qu'en l'opinion & crean-
ce des hommes, ains estre vne semence e-
strangere semee en nostre nature & qualité
par vn mauuais ouurier, comme vne mauuai
se semence semee en vn iardin par vn mauuais iardinier, dont vient que chacun naist
auec ses propres infirmitez: Voila de grands
debats entr'eux tous, les accorde qui pourra
Ce sont termes *Amotiologiques*, ou arcanes de
Paracelse, lesquels il a chaffourez & bar-
bouillez par les teintures de Mars, de Saturne & de la Lune les siens à bon escient: Disons donc le reste des causes.

Or la cause de tel mal chez nous Galeni-
stes qui pensons estre plus grāds arpailleurs
de tels secrets que les autres, disons à certes,
estre vne insigne opilation des parties cy deuant nommees , dont les veines sont rem-
plies de quelque humeur melancholique
ou my-bruslé, ou de bille bruslee & meslee

auec quelque portion de sang, ou phlegme
crud, que les humeurs eschauffez outre mesure, & retenus trop long temps en leurs pro
pres lieux, causent les tintamarres que l'on
entend au costé gauche, à la ratte, au vaisseau
d'icelle qui respond au fonds de l'estomach,
appellé *vas breue*, par lequel la melancholie
aigre est versee en iceluy pour exciter l'appetit, qui courent par la diaphragme poitrine, & montent iusqu'à l'oreille gauche pour
y faire le bruit & sibilus, que les malades di-
sent y auoir tousiours: Tout cela est bon &
peut on adiouster si l'on veut que ce sont
meteores sulphureux, vitrioleux & nitreux
qui le font non autrement que la poudre à
canon sortant enflammee de la bouche du
canon fait vn si horrible bruit, par la force
du feu, de l'air enclos, & de l'estroitteté du
lieu où tout cela est pressé de sortir: mais la
premiere & vraye cause de tel mal enuers
nous c'est la petitesse de la ratte, vice de la
conformation & qui n'est pas petit, car e-
stant telle elle ne peut faire ses fonctions naturelles, & se descharger de ce qui luy est
enuoyé d'ailleurs, comme d'exciter l'appetit, expulser les superfluitez des humeurs
melancholiques, retenir ce qui luy est vtile
& reietter l'inutile, & aider à la descharge du

ventre, dont il aduient tant de maux qu'il est impossible de les escrire, & sera plus àpropos de dire les signes auantcoureurs, puis que le nom, la definition & la cause sont despeschez.

Dautant que nous auons assez amplemēt parlé cy deuant des principaux signes qui ont accoustumé d'accompagner tel mal, & qui sont de son essence, comme la crainte, la tristesse, le delice & les vents, nous ne parlerons icy que des suruenās demeurez à declarer cy deuant, que nous pouuons nommer Nonces & Ambassadeurs, nous faisans voir & toucher la tourmente future & fort proche, car ils paroissoient d'vne face si blassarde & hideuse qu'il en failloit tourner la teste de peur d'en frissonner: C'estoit donc en premier lieu le soudain & inconstant changement de ses vrines tant en couleur, quantité que consistance: C'estoit aussi vn monceau de grosses fumees & vapeurs qui debusquoyent si furieusement de ce costé gauche, que tout aussi tost les pommeaux des jouës en rougissoyent, les souspirs estoyent entrecoupez, la respiration comme arrestee, les bras & jambes luy trembloyent biē fort & long téps, se debattoit estrangement, iettant çà & là les bras & les jambes, bruits &

tumultes horribles s'entendoyent dans son ventre, puis tonnerres & vents à la bouche qui se tournoyent en eaux escumeuses : sa langue liee & attachee de telle sorte qu'elle ne pouuoit rien dire, & apres deuenoit fretillarde:secondement sueurs froides & visqueuses,voire sentans le soulphre & le nitre par la conuersiõ des vapeurs en ĉau qui s'espandoit par tout le corps, vne lassitude generale & meurtrie par tout, cõme si elle eust esté battuë de bastons, brief tant d'autres maux qu'il n'est pas en moy de m'en souuenir,& en fin les foiblesses à la sortie du tonnerre, qui laissoyent ce pauure corps roide &comme mort plus de demie heure sans dire mot.   Venons aux accidens.

Symptome ou accident est tout ce qui arriue ou suruient au sujet affligé,au cõmencement,au milieu, ou à la fin de sa maladie, & qui peut estre ou n'estre pas sãs le destruire,ny par sa presence,ny par son absence, en François il se peut dire aduenant, d'autant que c'est ce qui aduient aux substances materielles,sans estre de leur essence : Les accidents donc qui sont arriuez à nostre malade durant sa maladie ont esté en partie touchés & en partie remis,Les remis sont vne fluxiõ bilieuse sur & au dedans l'œil droict, qui luy

pouſſoit de telle ſorte tout l'œil dehors, tant
par la douleur que par l'humeur chaud y
affluant, que l'on euſt dit qu'il deuoit tomber à tous propos: vne douleur d'oreille &
de dents qui par interualle l'affligeoyent infiniment, ſans conter l'eſtrangeté de ſa migraine ordinaire, & les acces d'vne fieure in-
terpelee, tantoſt tierce, tantoſt quotidien-
ne, & quelquefois ephemerique, d'vn, de
deux ou trois iours, pour les humeurs & eſprits eſchauffez, & comme embraſez par la
furie du mal, vne douleur preſque ordinaire
entre les eſpaules qui ſe couloit par fois lentement le long du dos iuſques à l'entour de
la hanche droicte, & autrefois de la gauche,
voire ſe iettoit quelquefois au dedans de la
bouëtte & faiſoit vne Sciatique de trois ou
quatre iours fort douloureuſe: puis ſe termi-
noit en gouttes crampes & douleurs des os
des jambes & des orteils & vn flux de ventre, tantoſt d'vne humeur noiraſtre & gluan-
te comme de poix fonduë, & tantoſt chy-
leux & blanc comme laict qui luy duroit
trois ou quatre iours auec des douleurs e-
ſtranges, ſomme tant de maux que riẽ plus.
paſſons outre & diſons du mal de la matrice.

Ceste fascheuse maladie dicte hysterique passion *de metra & hystera* en Grec, en Latin *matrix*, ou bien *vterus*, est celle là qui ne tourmentoit guere moins nostre malade que la premiere par son mouuement desordonné : car tantost elle venoit deuant elle tãtost la suiuoit pas à pas, & autrefois venoit sur la fin des accez & a ainsi duré par l'espace de six ou sept ans en ceste petulance, ores en montãt vers l'estomac diaphragme, foye & autres parties, & ores en se iettant tantost sur l'vn & l'autre flanc par conuulsion, & tantost se precipitant en bas sur son fonds & sur son col, comme il a esté dit cy deuant, petillans & se tourmentans de telle sorte quel'on eut dit, que c'eust esté quelque a-nimal caché dans cest antre ou cauerne : & de fait Platon a douté si telle partie estoit animee ou nõ, veu ses mouuemens inegaux son exquis sentiment, & lesdiuerses maladies qui viennent d'elle comme de leur source de sa capacité à receuoir toutes les immun-dicitez du corps, de sa facilité à les retenir, & de sa paresse ou plustost oubliance à les expulser & mettre hors naturellement au temps ordonné, ainsi qu'il aduient par sept ans continuels à la seruante de *Phætusa*, dont parle Hippocrate.

La cauſe de tout cela a eſté en partie dite
cy deuant eſtre venuë de la molle & de la
grande vuidange qui la ſuyuoit , dequoy
ceſte partie fut tant debilitee que tout
auſſi toſt elle ſe remplit d'eau & de vent,
qui luy enfloit extrememēt le ventre. Puis
aprespar enuoy de quelque reſted'humeurs
magiques & nitreuſes leſquelles ſe corrom-
pant dauantagepar leur trop lōgue demeu
re à ſortir, eſtoient cauſes des maux declarez : mais outre cela il y auoit vne autre
cauſe externe du tout ineuitable, l'air chaud
ou froid, venteux ou pluuieux, certains quar
tiers de la lune, cachement de ſoleil par fois,
conionction de planettes contraires, ecly-
pſes, tonnerres & autres iniures de l'air qui
l'offenſoient infiniment, & les parties auſſi
auec leſquelles ceſte matrice a grande ſim-
patie&alliāce.Il y en auoit encore vne autre
qu'on peut ſelon Fernel appeller moleſtie
eſtrange de la matrice, laquelle neantmois
ſe peut aucunement euiter par vn grand
ſoin, & d'autrefois non quand il aduient
fortunément, & c'eſtoit le ſentir ſoudain
de quelque odeur agreable, comme de
muſc, ciuette, ambre, benjoin, voire iuſques
aux roſes & violettes de Mars, non que de
la camamille, citron, orange & la melliſſe
deſquelles

defquelles elle fe refiouiffoit&en eftoit fou-
lagee grandement, & voila vne des differé-
ces naturelles, car plufieurs autres femmes
font delectees de bonnes fenteurs & s'y
plaifent , haiffant merueilleufement les
mauuaifes: Noftre malade eftoit offencee
des vnes & des autres , finõ que de quelques
particulieres & qui luy eftoient familieres:
l'autre difference c'eftoit la difficulté de la
purger & medeciner conuenablement felon
fes maux, d'autant que ce qui a accouftumé
d'aider aux autres femmes , luy eftoit du
tout contraire , & nous failloit tous les
iours chercher quelque inuention &remede
qui luy fuft peculier & propre, voila donc
en matiere de remedes, *mares maribus conue-*
niunt,et fœminæ fœmineis , quia fanguine differunt.
car chacun a fa peculiere nature, viures, maladies, remedes, qui ne fe peut rencontrer
en vne autre femme , encores moins de
l'homme a la femme: la matricaria,la peo-
ne femelle,l'armoife,le plantain, herbe her-
maphrodite, *in fiftando fanguinis profluuio,* &
plufieurs autres nous feruiront d'exemples
en ce cas.

Quand aux fignes & accidens nous les fa-
uons affez defignez & fpecifiez: c'eft pour
quoy nous n'en dirons riẽ dauantage,ioinct

auſſi qu'il eſt temps de monſtrer les moyens
& les armes que nous auons employez à ruiner tant d'ennemis qui auoient iuré & con-
ſpiré la ruine totale de ce pauure corps affligé.

La Cure.

OR la cure en a donc eſté diuiſee en deux
bandes principalles de remedes, les vns
interieurs, & les autres exterieurs, & accom-
plie par les trois inſtrumés de la medecine,
Pharmacie, Diette, & Chirurgie, qui ont
eſté tant & ſi long temps reiterez qu'il a
eſté beſoin : Les interieurs eſtoient de quatre ſortes en general, purgatifs, alteratifs,
& preparatfis des humeurs, roboratifs
alexiteres, ou contraires de toute leur ſub-
ſtance & vertu infuſe du ciel atteint d'inſup-
portables maux. Les exterieurs eſtoient auſſi
de quatre ſortes : vrais anodins ou parego-
riques, c'eſt à dire appaiſans & accroiſſans
les douleurs par leur amiable vertu & qualité : Narcotiques & ſomniferes, qui en cau-
ſant le ſommeil endormoyent le ſentiment
de la partie, & par conſequent les douleurs,
aidant par ce moyen à cuire & ſurmonter
les humeurs deprauez, roboratifs qui forti-

fioyent & refiouiffoyent les parties attaquees du mal:& les Pyrotiques faifant crou-
ftes & trous en la chair pour donner iffuë
aux fuperfluitez, & les difuertir du lieu où
elles fouloyent couler & charger les parties:
& voicy la procedure que i'ay tenu dés le
commencement,pour vaincre les trois plus
mauuais garçons declarez dés l'entree du
difcours.

Comme c'eft le deuoir d'vn fage & vaillant Capitaine de fe munir de deux fortes
d'armes,& de plufieurs moyens fubtilement
cherchez à fe garantir de fes ennemis : de
mefme nous a-il fallu faire de remedes de-
ftruifant le mal, & d'autres pour parer au
corps, ïe defendre à l'occafion, & preuoir
les accidents qui font armes offenfiues &
defenfiues que nous n'oppofons pas feulement au mal, pour arrefter fa violence,mais
auffi les battons & chaffons de tout, voire
par les autres l'empefchons dé retourner,ou
s'il retourne, trouuer dequoy luy refifter,
mais cela ne c'eft pas fait en fi long tẽps sãs
foin ne fans merueilleux artifice qui y a fail-
lu apporter. Car à tant de maux enfemble,
& principallement des premiers qui preffoyent d'vne telle furie & par repetitions fi
foudaines &fi violentes que pouuions nous

faire finõ apporter promp t fecours &parde
grãds remedes, car, *tardare in morbis acutis peri-
culofum eft*, dit noftre Hippocrate,& de faiç
en tel cas,& contre vn ennemy qui fe roidiç
& fait tous fes efforts à gafter tout,que peuç
on faire finon oppofer force contre force?
comme cela *clauus clauum tendit*, auffi le cruel
& fafcheux mal ne peut eftre chaffé ny guary que par vn cruel remede: *crudele malum*
crudeliter depellandum, dit Holier: Il eft vray
raróque crudele malum,nifi crudeli malo depelli po-
teft: & pour rompre & fendre vn mauuais
nœud ne faut-il point chercher & trouuer
vn fort & rude coin qui l'emporte: mais qui
le mette en pieces: ouy fans doute. Que cela
demeure donc pour loy certaine, & que fi
nous auons vfé au commencement de fem-
blables aides qu'il ne foit pas trouué eftrãge.
Voicy donc le premier remede contre les
foibleffes & les conuulfions, tant pour re-
pouffer les traiçts antoxiques de fes bar-
bares ennemis, que pour fortifier les Prin-
ceffes parties, leur donner des efcuffons &
des forces.

Premiere potion.

℞. Theriacis veteris &hieræpicræ fp. gal

ana. ʒ. j. aquæ buglossi, aquæ imperialis ʒ. j.
fiat potio, & qui fut donnee apres la premiere conuulsion, & repetee tout de mesme six
heures apres, pendant lesquelles nous ne
perdions le temps de faire des litigatures
reuulsiues aux bras, afin de retenir ou diminuer sa trop grande vuidange, de reuoquer
aussi les esprits esgarez, & de faire sentir fumees de choses bruslees, *Assa fœtida*, plumes
de perdrix, cuir bruslé, papier bruslé, essence
de geit & autres, comme aussi de luy lier &
serrer le ventre d'vne seruiette, & de luy ap-
pliquer ventouse, sur l'vn & l'autre flanc, &
la nourrir de succulante nourriture entre les
accez, cõme de pressis coulis, gelee de cha-
pon, bon vin vermeil, œufs, mol panates,
& orges mondez bien faicts, la fieure estant
suruenuë qui fut apres le troisiesme iour, &
des conuulsions cessees, & de l'impetueuse
vuidange diminuee. Voicy encore vn autre
remede contre les conuulsions de grande
efficace, qui fut pour le second iour.

℞. Castorij Э. ß. mirrhæ trogloditicæ &
sagapeni ana. Э. fiat sirupi de stro'chade ʒ. j.
aquæ vitæ rectificatæ ʒ. ß. aquæ artemisiæ
ʒ. j. fiat potio : Laquelle besongna si bien,
que quatre heures apres on recogneut
diminutiõ des conuulsiõs & des foiblesses,

à quoy ayderent auſſi beaucoup le frotte-
ment de toute la teſte, le poil eſtant oſté,
l'onction ſuyuante, & l'application des
poiſles chaudes ſur la teſte, & les ſachets,
puis apres appliquez qu'ils auoient eſté faits
dés le premier iour, ce que firent auſſi quelques autres breuuages pour alentir la perte
du ſang & humeurs, renforcer le cœur, le
cerueau & l'eſtomach. Voila dequoy pour
la teſte.

℞. olei irini & camomillæ an. ʒ. j. fi
vnguenti Martiali & arreg. an. ʒ, ij. caſtorej
& ſagapeni pulueriſat. an. ʒ. iij. aquæ vitæ
ʒ. j fiat limentum pro vſu: Et ſouuent reiteré
tant à la teſte qu'à tout le col.

Le ſachet.

℞. ſtœ. cha. roſat. rub. anthos, ſaluiæ, cipe-
ri calami aromati & ſampſechi. an. ʒ. ij. flor.
camomillæ pii. ſalis triti & exſiccati ʒ. ij. ß.
hæc omnia contundentur groſſo modo, puis eſtans
fricaſſees & arrouſees auec bon vin ou eau
de vie, eſtoyent miſes dans le ſachet pour
en couurir la teſte chaudement. Cela faict
& voyant que les conuulſions & endormiſ-
ſemens de toute la teſte ne ceſſoyent point,
nous appliquaſmes vne emplaſtre veſicatoi-

re sur le hault de la teste, à la fin du troisief-
me iour, qui attira si grande quantité d’eaux
que dés l’heure mesme la chaleur en fut réf-
ueillee, & lesdites conuulsiõs arrestees pour
tout.

Potion pour la trop grande vuidange.

℞. coralli rubri puluerif. & puluérisat he-
mati an , ℈. ij. terræ sigillatæ ʒ. ß. margari-
tarum tritarum ℈. j. conseruæ rosarum ʒ, ij.
cum aqua plant. & centenodia fiat potio:
qui fut reitteree par deux fois, &à la troisief-
me adiousté ℈.ij. confectionis de hyacintho.

Voicy vn Clystere de grand effect.

℞. brodij caponis bene cocti cum herbis
emolientibus ℔.j. in qua discol, vitell. ouo-
rum n.iij. mannę granatæ & saccari rub.
an. ℥.j. mellis rosati ℥.j. ß. olei liliorum &
camomillæ an . ʒ.vj. fiat clister. Lequel fut
donné le troisiesme iour au matin, tant pour
remettre le ventre arresté, que pour nourrir,
fortifier & consoler les boyaux & la matrice pour leur proximité : & trois heures a-
pres le clistere rendu fut donné vn bouil-
lon fait de chappon & veau fort consom-

mez auec les herbes de buglose, thin, pim-
penelle, soucy, & vinette, auquel fut adiou-
ſté vn jaune d'œuf, peu de verjus, & vne ʒ.
de perles preparees & ℈. ſs. pulueriſ. arom,
roſti gab. qui fut vn excellent reſtaurant des
eſprits & forces perduës.

Ces trois rudes ennemis donc caſſez &
rompus auec leurs ſatellites, dans le temps
dict, & la fieure ſuruenuë, tant à cauſe du
mal que du tourment & des remedes qui
pouuoyent auoir eſchauffé tout le corps, &
les humeurs, nous commençaſmes à la trait-
ter comme vne femme nouuellement ac-
couchee, ou comme quelqu'vn qui euſt receu vne grande playe dans le corps, nous
commençaſmes di je à luy diminuer vn peu
ſon viure, & changer ſon breuuage de vin
fort & vigoureux en petit vin clairet, qu'on
dit *Olygophore*, & fort trempé par vn ou deux
iours ſeulement, puis fut miſe à la ptiſane
faicte de racines deuinette, orge roſti, raiſins
de damas, & peu d'anis, de laquelle elle beu-
uoit à ſes repas & aux heures de ſa ſoif, non
tant qu'elle euſt bien voulu, mais ſeulement
ce qui ſuffiſoit à l'humecter & deſalterer, &
parmy laquelle nous deſmeſlions quelquefois ou le ſirop de grenades aigres, ou celuy
de lymons, & luy en donnoit on auec la
cuilier

cuillier,& vn ℈. de perles preparees à part:
car touſiours ceſte matrice ſe deſchargeoit
de quelque reſte de ſang & humeurs qui
l'empeſchoyent de ſe fortifier, & fut ainſi
encore apres ſix ou ſept iours, leſquels paſſez la fieure diminua, & ceſte perte d'humeurs s'arreſta du tout, ou de nature qui
ſçait reigler ſes actions, & ſouuent guarit
toute ſeule,ou par les remedes qui luy en a-
uoyent applany les chemins, tant y a
pourtant que nous ne fuſmes pas ſi toſt
hors d'elle,& eſchappez d'vn ſi faſcheux pe-
ril,que nous tõbaſmes dans celuy de l'Hypochondriaque & de l'Hyſterique paſſion,
à quoy il fallut tout promptement pourueoir, & par d'autres remedes que les premiers, puis qu'il y auoit changemēt de mal,
*iuxta illud dictum, illud quod ab vno morbo transit
in alium, aliud etiam medicamentum requirit.* Et
voicy dequoy apres deux accez de l'vne &
l'autre maladie paſſez,& le cliſtere cy deuāt
reiteré.ie fis tout incontinent ouurir la vei-
ne baſilique du bras droict à la malade de laquelle il en fut tiré ſix onces de ſang ſeulement, qui ſe trouua meſlé de pituite pourrie & de bille fort iaune, ce qui n'empeſcha
pas pourtant la fieure de luy continuer iuſques au ſeptieſme iour, quoy qu'elle fuſt

purgée par la medecine suyuante, traittee
par iuleps, viures côuenables, &autres bons
remedes.

La purgation.

♃. Decoction, flor.fruct.cordis, anisi, fo.
iij.ß.dulc.buglossi, borach. vltim. calthæ &
absinthij minoris q.s. ad dosin, in qua infun.
foliorum seuæ, mus ℥.ß.gariophilorum nu.
vj.series carthami tusi ʒ.ij.agarici troch. Ɔ.ij.
fiat expreff, & in ea infunde rhabb.ʒ.j.pulu.
scand. citrini Ɔ.ß.in expreff.diff.sirup. rosar.
pelidarum & mannæ grauatæ an. ℥. ß.fiat
potio.Laquelle prise à grande peine fit affez loüable operation : Puis elle print les ju.
leps suyuans deux fois le iour par l'espace
de trois iours.

Iuleps.

♃. rad. bugloff. rad. cinaglossi, fœn.& a.
spargi an. ℥. foliorum vlt. agrim. lupuli absinthij minoris, chicorij vtriufque, oxaladis
pimpinalæ, meliffæ calendulæ man. m.j. ca-
pitt.omnium cæter. man. m.j. lignæ rof.
paffularum enucleatar. sem. futi dulc. man.
℥.ß.flor. camomill. & buglossi an. p.j. ß.
fiat decoctio ad ℔.j. ß. Laquelle estant cla-
rifiee &arromat *vt aris eft*, y fut adiousté,
firopi de limonibus & decud. man.℥. ij. cela

acheué elle fut repurgee au dixiefme iour
par la mefme medecine cy deſſus. Delà en
auant voila fes deux maladies reiglees, qui
durerent ainſi plus de cinq ans, pendant leſquels nous n'auions pas faute de beſongne:
car vn mal oſté il en naiſſoit deux autres:
mais voicy auſſi les armes & remedes dequoy nous les auons combatus & ruinez
par frequentes reiterations, *Quia continuata*
vigent intercifa pereunt: i'entends feulement
de ceux qui ont profité.

Nous auons tout premierement pris
vne reigle de viure conuenable telle qu'elle pouuoit feruir à humecter l'humeur me-
lancolique & bile aduſte : & neantmoins
pas tant rafraichiſſante & humectante que
s'il n'y euſt point eu d'indiſpoſition à la matrice, dont elle fe fuſt offenfee, fi auſſi l'on
n'euſt penſé à elle qui demande vn autre
traittement: Puis nous aduiſafmes des vrais
remedes pour la fecourir en fes angoiſſeux
accés : tirez en partie des Sparigiques, & en
partie de l'ordinaire des Medecins, durant
l'acces : donc de l'Hypochondriaque ils e-
ſtoyent tels.

Potion excellente.

℞. confect. de hiacintho & diamarg. f. fine
maſcho. an. ℈. j. ſpiritus vitrioli gutt. ʒ. a-

quæ imperialis ʒ. ß. aquæ abfinthij & bugl.
man.ʒ ij. fiat potio. Laquelle faifoit foudain
fendre l'air des vents arreftes, & fortir par la
bouche, auec grand & long bruit : d'autrefois ie donnois vne tablette de fuccre rofat
toute bagnee en effence d'anis, & apres deux
doigts d'efprit de fleur de rofmarin : Puis
i'appliquois la grande ventoufe fur le flanc
gauche auec grande flamme pour efchauf-
fer & refoudre en gouttes d'eau plus promptement tant de groffes vapeurs qui op-
preffoyent les parties hautes : comme auffi
ie luy faifois ceindre la ceinture Hypocra-
tique, tout autour du corps, tant que l'accés
duroit, qui la foulageoit fort à refpirer : dau-
trefois encore où ie voyois eftre bon de re-
medier a tous les deux enfemble, qui s'ap-
pelloient l'vn l'autre fouuent : Ie faifois ces
remedes,

Potion à deux paſſions ioinctes.

℞, mitridatij & theriaces rec, an Э .ij.
feculæ brioniæ exficcatæ Э.j. ß. fyrupi de
artemifia ʒ.j. fiat potio cum aqua abfinthij
& parthenionis q. f. ad dofin, & cefte cy
auffi.

Autre potion à mefme effect.

℞ olei de Karabe fpagyricæ extract. Э. j.

ſpiritus vitrioli gutt. ʒ. côſer uię calendulæ
& borag. ana. ʒ.jſſ. aquæ artemiſiæ & meliſſæ ana ʒ.ij. fiat potio : Et autres pluſieurs
petits remedes qui ſeruoyent, comme liga-
tures fortes & douloureuſes aux cuiſſes, les
vantouſes en meſme lieu , & ſur le flanc op-
poſite de la conuulſion de la matrice cata-
plaſmes propres à la faire retourner en ſon
lieu, & peſſaires faicts d'eſtoupes de lin trē-
pees toute la nuict en vin blanc & ſuc de
mercuriale, auec effect incroyable : tout cela fait, pour eſſayer à remettre noſtre malade, nous aduiſaſmes de la mettre au lait d'aſ-
neſſe par l'eſpace d'vn mois ou ſix ſepmai-
nes pris auec ſucre roſat, & ſouuent auec le
commun : Car deſia le roſat l'offenſoit, dequoy elle ſe trouua bien, & de là en apres on
ne ſongea plus qu'à ſuiure la reigle preſcri-
pte, & d'empeſcher par diuers remedes les
accidens, de tant & ſi ſouuent l'affliger, comme auſſi de pourueoir à ceux qui eſtoyent
touſiours aſſis auec la maladie, & aux autres
de ſon eſſence, qui ne ceſſent que par l'abla-
tion de la maladie : en voicy quelques vns
des plus vtiles, au ſommeil, au delire, aux
vents, à la triſteſſe, & pour les paſſions Hyſteriques.

F iij

Potion sommifere.

℞.diacodij ʒ.iij.syrupi violati ℥.j.aquæ boras.buglossi & melissæ ana ℥ j. pul. diamarg. f. ℈.i.ß.fiat potio, pour l'heure du sommeil.

Vne pomme à mesme fin.

℞.sem.lactucæ,coriend.papauer albi, cortic, mandra & ras hiosciam ana ʒ. ii. florum anthos, recest & camomillæ ana ʒ. i. ß. Ces choses concassees seront trempees en vin blanc & eau de menephas, puis mises en vn linge en forme d'vne pomme, pour mettre souuent au nez, & où cela ne suffisoit, le landanum de Paracelse, ou les pilules de cymogloso estoyent vsurpees : & pour faire débusquer les vents du costé, les sachets de seule fleur de camomille, de rosmarin, mil, sel & auoine fricassez auec bon vin en vne poesle & chaudement appliquez y profitoyent beaucoup : comme aussi pour ceux qui auoyent desia gaigné l'estomach, ie donnois vne cuilleree ou deux d'eau imperiale, & vne autre d'anis confit, puis pour leur aider dauãtage, & emporter la douleur d'estomach, i'appliquois sur iceluy & sur la dixiesme & douziesme vertebre du dos, vis à vis de l'orifice dudict estomach l'em-

plastre suyuant , qui estoit porté sans l'o-
ster par plusieurs iours.

Emplastre stomachal.

℞. olei camomill. rosarum menthæ &a-
nethi ana ʒ i. ceræ q. s. pul. ros. rub. corall.
rub. camomill. macies garyophiloꝛū & cu-
bebarum ana ʒ. ß. aquæ vitæ parum, olei a-
nisi spagyricæ extract. ʒ. i. fiat emplastrum
technicæ: Mais sur tous remedes la ventouse mise sur l'estomach bien chaudement e-
stoit comme l'enchanteresse des douleurs,
& consolation des princesses parties, voicy
deux ou trois moyens.

Epitheme pour le cœur.

℞. aquarum bugloss. borag. melissæ, vit.
& spiritus rosmarini, ana. ʒ. ii. viui optini ʒ.
iii. pul, diamarg. f sine mascho, ʒ. i. ß. confectionis de hyacintho ʒ, i. fiat epithema. Qui
estoit mis sur le cœur deux fois le iour,
auec pieces d'escarlate, & reiteré souuent.

Epiteme pour le foye.

℞. aquar. cich vtriusque, rud. lactucæ &
agrimæ ana, ʒ. ii. aceti boni ʒ. 4. pul. ʒ. ii.

fandalorum fem. acetofæ & portulæ ana ʒ. i.
gariophilorum & abfinthii ana ʒ. ß. rofarum
rub. Ð. i. fiat epithema, lequel appliqué fouuent oftoit l'intemperie du foye, & r'appai-
foit les inquietudes & chaleurs de tout le
corps.

Opplate aux fins que deſſus.

℞. pul. margar. Ð. i. confectionis de hia-
cinto ʒ. i. corall rub. & albi, cornu cerui pul,
eboris ana ʒ. ß. pul. liberãtir gal. ʒ. i. conferuæ borac. & bugloffi ana ꝫ. i. ß. fyrupi confer-
uat. citri ꝫ. ß. fpiritusvitrioli gutt. 7. mirabolę
condit. n. ii. conferuæ flor. meliſſæ ʒ. ß. fol.
auri n, vi. fiat oppiat. pour le matin & le foir,
loing des repas: & pour la matrice outre les
remedes cy deuant nous vfions de ceft autre peſſaire fait d'eftouppes, vin blanc, fuc
de brionne & d'armoife qui la nettoyoit
fort de ceft humeur blanc, glaireux & nitreux, nous en auions encore d'autres plus
excellents, que ie referue pour vne autre
fois, afin de parler des pillules qui feruoyent
auffi à cela.

Pillules pour la matrice.

℞. Fæculæ brioniæ ʒ. ii. pul. hieræpieræ
gal. fiue

gal.ſiue croco ʒ j.aſſæ fœtidæ Ɔ,ſs,caſtorei
gra.7.ſagapeni mirrhæ & nucis monſt.ana.
Ɔ j.ſalis artemiſiæ Ɔ.j. cũ ſyrup. de artemiſiæ fiat maſſa pillular. de laquelle elle prenoit deux ou trois fois la ſepmaine deux
pillules au ſoir en ſe couchant du poix de
deux Ɔ. qui faiſoyent merueilles à pouſſer
dehors ces reſtes d'humeurs atrachéſàicel-
le.Il eſt tẽps de dire quelque choſe des li-
nimens de la ratte , & des emplaſtres pour
le flux muliebre trop importum.

Liniment pour la ratte.

℞. olej iriuj de capparibus , lilior,&
camomilę an.ʒ.pul.corti.radj capparj aqni
caſti aniſi & flor, cam. an. ʒ j. ceræ & ace-
tj parum, fiat litusvalde mollis, pour l'en-
graiſſer deux fois le iour & continuer fort
long temps.

Emplaſtre , à meſme fin.

℞. olej iriuj de capparibus , camomi-
læ & anethj an ʒ j. ceræ q.ſ.puluerifat aqni
caſti aniſi, galangæ,ſagapeni an. ʒ j. pulue-
rifat.tamarifci ceteras an ʒ. ſs. ſpiritus vitrioli vel olei gutt.7. fiat empl.pour porter

long temps &qui proffitoit beaucoup.
Pour le flux muliebre.

℞.carthi thuris,masticat,an ʒ ß. sãg draconis boliarm. tebræ sigilæ,caratt·rub. an. Ɔ ij.semen acetofæ plantáſq; berber. rofar. fandal , rub. & mirtillorum an .Ɔ i. olei cytonior rofar, cam. anethi & abfinthij an ʒ. ceræ q. f,therebint ,ʒ ij ß. vini nigri & aufteri ʒ, i.fiat emp , qui eftoit appliqué fur l'os pubis, & os facrum & porté huict iours fans l'ofter ,c'eft emplaftre arreftoit le cours impetueux de tel flux, & faifoit que la matrice n'en eftoit tant chargee, ne moleftee,mais fuppofé que le corps euft efté purgé conuenablement par les Medecines mantionnees , ou par celles cy qui fuiuent : car l'opiniatreté de cefte maladie Hypochondriaque, à efté caufe de quoy nous auons efté contraints d'en venir là, aquoy nous aydoit auffi fa longueur : no⁹ lauõs dõc purgee&repurgee par plufieurs fois, tantoft par le firop de Sabor de mefné,aiant ofté le faffran,&l'aiant fortifié de fené, epithime,& de cartami , polipode infufez en decoction de fumeterre,cichoree fauuage,abfinthe,bouroches & raifains de damas,tãtoft auffi par l'electuaire fuiuãt.

Electuarium tatarticum.

℞. succi mercurial,& borag. an ℔. ſſ. ʒ
ij folior ſenæ ,mus ʒ 4. epitimi ʒ j ſeis carthani tuſi & ag. an.ʒ ſſ. turpethi grummoſi
ʒ,iij.gariophillor,& ſeis fœni dulc,an.ʒ i.ſſ.
hæc omnia coquantur & infundentur per
horas xij in cal. adde ſacchar ℔ ſſ. coquã-
tur in electuar , cui adde put. pæcaſſ.
ʒ vj. put. epitimi & ſeisaqni caſti an. ʒ ſſ.
fiat electuarium, qu'elle prenoit au poids
d'vne once , auec le ſirop de pomme ſim-
ple, duquel elle prenoit auſſi ſouuent tout
ſeul auec la cueilliere, & autrefois battu
auec de la pthiſane :& dūdit electuaire,vne
fois le mois , apres l'auoir preparé par op-
poſemes propres, dans leſquelles nous
n'auons iamais oublié l'abſinthe pontic &
commun,autrefois ſuiuant Tralien,qui dit
auoir plus guary de tels malades , par remedes ,arteratifs&preparatifs , que par les
purgatifs: nous y mettions auſſi touſiours
quelque peu d'eſprit de vitriol , voire
parmi les bouillons par interualles , puis
apres nous la remettions encor au laict
d'aneſſe ,& tout ce menageà duré long
temps.

G ij

Quand aux pilules laxatiues nous n'en parlôs point, par ce que nous ne nous en sommes pas bien trouuez. Ie ne parle point aussi des bains d'eau douce, tels que nostre Galien les recommande en ce mal, à cause de tant de fluxions, qui couloient sans cesse sur toutes les parties, nomplus du sassafras quoy qu'il eust esté côseillé par vn docte Medecin : mais ce qui quasi à le plus soulagé nostre malade, en ceste enuieuse & trop longue maladie, s'ont esté les petites purgations souuent reiterees de sené, fenoil doux, semance de carthane & peu de girofles mis en vn linge noué, & trampés toute la nuict en jeu de prunes de damas bien cuit, puis beu le lendemain chaudementauec le syrop rosat laxatif, & manne de Calabre : & semblablement les clysteres appropriez à la dureté des excremens & paresse de son ventre, souuent changez & donnez : en voicy vne d'escription particuliere.

Cliſtere remollitif.

℞ borag. bugloss, melissæ parietæ scarilæ mercurialis, violar, & maluæ hortensis cum floribus, an m.i. seis foem. dulc. ℥j.

florum cammomilæ & anethi an. p.j. fiat
decoc.ad ℔ i, in qua diſſi electuari lēitini &
mell. merc. an. ℥ j. diap ℥iij mell roſati ℥. ß.
olei cammomilæ & lilior an. ℥. ß. fiat cli-
ſter à ce que deſſus & à chaſſer les vents&
aux douleurs de l'amarj : quelquefois auſſi
ie laiſſois les huilles, & au lieu ie prenois de
bon beurre frais ſans ſel, & dautant que ſon
eſtomac ſe rampliſſoit ſouuent de colles &
eaux claires, qui luy troubloient ſa concoction & oſtoient l'appetit ie m'aduiſé de
luy preparer cette poudre ſuiuante, *ad ab-*
ſumendum ſeruum ſtomachi.

Puluis digeſtiuus.

℞. cornu cerui vſti raſuræ eboris corall rub. & albi, margaritar R arabes an. ℥. j.
corien. preparat, ſeis fœli dulc an ʒ j. ß. cu-
bebar ʒ ß. grauar Kermes ʒj macis & galangæ ʒ. ß. fiat pulueriſat cum ſacch. ad triplũ,
de la quelle elle prenoit apres ſon repas
vne plaine cueillere d'argent.

Mais ie m'oublie & laiſſe en arriere cette
migraine, & gros oeil qui la tourmentoit ſi
ſouuent l'vn apres l'autre : & preſque touſiours. Apres les acceʒ de noz deux mau-
uaiſes maladies : diſons donc ce que nous

y auons fait. Ie faifois faigner la bafilique,
autrefois la cephalique iufques à fix onces
de fang, à caufe de la fieure qui les fuiuoit
toufiours, & des grandes douleurs qui
y eftoient, puis purgeois doucement,
& apres l'on appliquoit des vantoufes fur
les efpaules auec grandes flammes & fca-
rification, & en fin le fachet de cammomilæ, nenuphar & coriendre feulement
marchoit pour la migraine appliqué fur la
partie & fur tout l'œil malade, puis dedãs
& deffus y celuy le nouet de ftibiũ pulue-
rifé, & trempé dans l'eau de plantain &
euphrage emportoit la douleur, la rou-
geur, & faifoit retirer l'œil au dedans, le fur-
plus demeure pour caufe.

Quoy plus ? oublirons nous auffi le
bon remede vfurpé pour la conuulfion &
petulance de la matrice, non certes? quoy
qu'il femble eftre des vulgaires, le voicy
donc en fon gifte.

Potion contre la conuulfion de la matrice.

♃. cofth. arantior. ʒ.j. mirrhę. electæ &
corts. caffæ an ℈.j fyrup de artemifiæ, ʒ j.
cum aqua parthenionis & pauco vini albi
fiat potio, laquelle faifoit retourner vne

heure apres cette partie en son lieu, auec
de l'estonnement pour ceux qui estoient
presans, lors qu'elle estoit donnee si à
propos.

Dirons nous aussi que nous auons
voulu essaier si les eaux de Pougues, par
l'aduis de quelques vns seroient vtiles à
tant de maux : ouy ? mais aussi que nous
n'en auons senti aucun effect, sinon que
du mal, & qui eussent peu sans doute pre-
cipiter la malade en vn lac d'Hytropisie, si
ie ne les luy eusse fait quicter apresle sixies-
me iour qu'elle en eut beu, carie la voiois
de-ja tout bouffie & enflee par le visage &
les mains, ce qui me fit souuenir du dire
de Galien, que l'eau beuë promptement&
en grande abondance, refroidit par trop
le foye, & estint sa chaleur, douuient
l'Hydropisie? Il est vray que l'on me dira
que ces eauxsont meslees de quelques ver-
tus& energie minerale qui les fait sortir du
corps à mesure qu'on les boit: ouy bien
à ceux qui ont l'estomac chaud & tout le
ventre de mesme, sans beaucoup d'oppi-
lations aux visceres, mais non aux autres
d'autre trépeà qui elles ne côuiênēt,ce que
iay veu en plusieurs autres malades aussi:
soit donc dit *que non omnibus omnia conueni-*

unt, & similia similibus rectè coniunguntur. Paffons oultre, & voions fi les remedes chymiques mineraux y ont eftez employez, ou feulemeut confeillez ? ouy le dernier, non le premier, pourquoy ? par ce que ces mots d'antimoine, ou fes fleurs, fes arcanes & autres termes l'efpouuentoient, difant qu'elle auoit ouy dire, & leu & tout, que c'eftoient poifons totalement ennemis du cœur, cerueau, eftomac, & foye, & qu'il n'en entreroit point en fon corps : encore moins de ce dragon d'elebore, lardé en vne pomme, par l'aduis d'vn quidam, quoy qu'il foit loué d'Hypocrate à la melancolie, & qu'elle n'eftoir ny folle ny ftupide, qu'elle aymoit beaucoup mieux eftre plus long temps malade, pour durer aux fiens tant qu'il plairoit à Dieu, que de loger vn fi mauuais hofte, dequoy ie fus bien aife.

Mais quoy ? eft ce tout ce que vous auez fait à tant de maux en l'efpace de dix ou douze annees, nēni, en voici encores quelques vns de grand effect & de mon inuention : comme la plus part des precedens, d'autres que i'obmets pour caufe & pour en ayder à mes amis.

Syrop.

Syrop purgatif à l'Hypocondriaque, & aux paſſions hyſteriques.

℞.ſucci, pomor redolentium, borag. mercurialis & lapathi. magni an. ℥.6. ſucci fum. & luputi an.℥. 4.folior ſenæ mus ℔. ß. ſeis, fœm. dulc. citri, ſei permiæ rub. & cortijs arantior, an ℨ ij, ß. ag. troſti cum ſuo ʒʒ6.℥j ß. ſeis carthani tuſi&turpet.a℔j. an ℨ j. cuſcutæ ℥. j. epithimi ℥ ß. hæc omnia bull. & infondǎtur cum ſuccis, in col. infunde per noctem rabb. boni ℥. j.ſcend. rub,pulti. ʒ j: ß. in expreſſi diſſi, ſacch. al. bi ℔.j. ß. coquantur in ſyrup perfectæ coctionis, addendo ſub finem coctionis ſalis abſinthij, cammomilæ, brioniæ,& artemiſiæan ʒ. j. duquel elle a vſé au poids de deux onces & demieà chaſque fois, le mois, diſſoult en vne decoction de pimpernelle, ſoucy, chicoree, armoiſe, capillaires, raiſins de corinthe & prunes de damas,& dequoy elle à receu tant de ſecours, qu'à bon droit il merite auoir le principal honneur du bon ſuccez.

Tablettes excellentes.

℞ aquæ meliſſæ, partemionis, borag,

lupuli, & agrimæ an. ʒ ij. ß. facchp. albiſſi
ʒ. xij. coquantur technicæ deinde adde
puluerifat liberantis, ʒi. ß. margaritar ʒ.jco-
rall.rub. ʒß.fei peoniȩ rub fœculȩ brioniæ
mirrhȩ electæ an. ʒ j. granarū kermes &
corticis arentior, an. ʒj. ß. fpiritus vitrioli
gutt. x.fiāt tabellæ, du poids d'vne ʒ. & ß.
pour chafques fois qu'elle prenoit au matin, oultre les purgations, & incontinent
apres vne bonne cuilleree d'eau de cãmo-
mile tiree à la lembic : & certes ie puis dire
qu'elle n'a vfé d'aucun remede durant tout
le cours de fa maladie, dequoy elle ait
receu tant de fecours que de ceftuy cy,
& du fyrop dernier defcrit.

Quant aux pyrotiques ou cauteres, fe
font remedes dont nous nous fommes fer-
uis quafi des le commencement de la maladie : non pas pour le rëgard de l'Hydro-
pochondriaque, ny de l'Hyfterique paſſiõ:
mais feulement pour donner iſſue propre
aux continuelles fluxions, ainfi qu'il à efté
dit, & pour faire interception d'icelles, à ce
que par ce moyẽ elles ne vinſſent plus, ou
fort peu fouuent à couler fur les parties ac-
couftumees, à les receuoir, dequoy à la verité noftre malade, à receu du contente-
ment par l'efpace de quatres ou cinq ans

qu'elle les à portez : ſçauoir eſt, l'vn ſur le col qui faiſoit vne treſ-grande deſcharge des humeurs ſuperflus & accumules dans la teſte, & deux autre ſur les deux bras qui ne faiſoient pas peu auſſi. Toutefois ay-ie remarqué en iceux que lors qu'on à ceſ-ſé de mettre des emplaſtres de diapalma par deſſus, & qv'au lieu, à cauſe de l'Eſté, l'on y à voulu mettre des feuilles de liere, & tout auſſi toſt tant d'humeurs bilieux & chauds eſtoient attirez entre cuir & chair, tout le long des bras, & au tour des cauterez, qu'vne grande inflammation, en-flure & douleur eſtrange en eſtoit excitee, & vn criſipelas bilieux tout formé, bouil-lant, fumant & tout puſtuleux, voire tout preſt à faire vne gangrene s'il n'euſt eſté remedié par bons & promps remedes : cho-ſe que i'ay voulu experimenter par trois di-uerſes fois, dont en fin i'a y cõclud en moy qu'en telles natures & complexions le lier-re a ie ne ſcay qu'elle vertu attractiue, & pourriſſante : ie l'ay particulierement veu arriuer à pluſieurs autres tout de meſme : & voila cõmãt il eſt biẽ difficile de trouuer quelque magnifique remede, qui ne porte auſſi auec ſoy quelque incommodité dit Galien, *Difficile enim poſſe reperiri medicamen-*

tum quod plurimum profit , ac non simul in aliquo obfit, tellement qu'il veut ailleurs que leur operation felon l'art de medecine foit à cafu ; mais noftre Hipocrate ne parle pas ainfi , difant que *medicina fine fortuna inualil* eft vray : car c'eft Dieu qui en tient la vertu en fes mains, & qui fait que le plus fouuent le medecin & le remede guariffent , ainfi qu'il eft dit en l'Eclefiaftique.

Or voila donc en general les armes & artifices dont nous auons guerroiez, & ruinez tãt de d'énemis; quant aux autres moyens à moy particuliers & bien experimentez, côtre vn mal fi opiniaftre & inueteré en fa malice, tel qu'a efté ceftuy cy acceuilly de longue main , voire comme né auec le corps, ie les retiens & ne les veux pour ce coup diuulger. Que le vulgaire ceffe donc dorefnauent de dire que les maladies viennent à cheual, & qu'elles s'en vont à pieds, c'eft vn abus : au contraire elles viennent lentement & s'en vont viftement : *Non enim de repente morbi hominibus acccedunt, fed paulatim collecti aceruatim apparent* dit quelqu'vn, il eft vray : car tel tombera malade en vn moment apres auoir beu ou mangé cecy ou cela, ou fait tel cas, qui en auoit de longue main la femence en fon grenier toute

preſte à pouſſer ſon germe , qui croira neantmoins que la cauſe en vient delà, & toutesfois nullement, bien que la vraye cauſe
en ſoit quelques fois forcee de ſe mettre
pluſtot en lumiere , cõme cauſe externe &
alterante nos corps & nos humeurs, mais
non ſi promptement que nous en puiſſi-
ons tomber malade ſur le champ : ſinon
en vne condition d'air gaſté & peſtilant.

Quelqu'vn peut eſtre nous pourroit faire ceſte demande en liſant ce diſcours, qui
ne parle que de maladies compliquées , &
d'infinis remedes apportez , eſt il poſſible
que vous ayez eu tant de patience & de
peine à ſurmonter vn ſi grand nombre de
cruels maux ſans en auoir conſulté & con-
feré à quelques doctes Medecins ? Non
certes : car & de viue voix , & par eſcript
i'en ay eu l'aduis de pluſieurs & des plus
doctes de ce Royaume : mais auſſi puiſſe
dire à la verité que noſtre malade n'en à pas
ſenty grand ſecours, & ie ne ſay pas pour-
quoy:ſinon que la voulans traicter comme
les autres femmes attaquees de maladies
melcãoliques,ilz ſe ſoyẽt en cela meſcõtez.
Tellemẽt q̃ i'ay eſté contrainct de me tenir
aux remedes par moy inuẽtez&cõpoſez ſur
les apparãtes occaſions,ſans les changer,&

I iij

de fait à quoy faire laiſſer vn remede aſſeu-
ré, pour en eſſaier vn incertain: Toutefois
çela m'eſt arriué par deux fois qu'vn docte
Medecin, mais au reſte, peu indicieux en
tel cas, de faire prendre contre mon aduis
pourtant, & celuy de noſtre malade auſſi
des cliſteres de pure huile d'oliues, afin de
luy humecter, ramollir & faire couler plus
librement les excrements endurcis aux
boiaux diſoit il,& qu'il s'en eſtoit biē trouué pour luy meſme: mais ô Dieu quel remede? ie vous iure que la pauure femme
en cuida bruler toute viue, tant cela luy
enflamma tout ſon corps baſti le plus ſur
le piloty ſulphureux, & que ſi nous n'euſ-
ſions bien viſte couru à l'eau à pleins ſeaux
tout eſtoit perdu. Thomas d'Aquin n'a
point dit ſans cauſe que tout ainſi que l'ali-
ment attire le fer par ſa propre vertu donnee du ciel, & que chaque choſe ſoit animee ou ſãs ame recoit ſa peculiere condi-
tion& efficace de luy:qu'ainſi eſt il du medecin en traictãt ſes malades.*Vt puta medicus
in ſanando, agricola in plantando, & miles in ex-
pugnando:* c'eſt pourquoy il ne faut point
demander la raiſon de ce qu'un medecin
eſt plus heureux en ſes cures qu'vn autre,
qui ſera peut eſtre plus docte que luy. Si

Agripa en eſt creu car *magis magni clerici, non ſunt magis magni ſapientes,* tel cognoiſtra biē Galiē par ſes liures qui ne cognoiſtra nul-lement le malade ni ſa maladiē, comme il aduint à vn autre medecin qui conſeilla à noſtre malade, moy eſtant abſant de pran-dre dix ou douze grains de poyure concaſ-ſés en vn i'aulne d'œuf, & c'eſtoit diſoit il pour chaſſer les vents de l'eſtomac, ce qui fut fait combien que la malade y reſiſtaſt fort, diſant que cela luy eſtoit contraire & toute autre epiſſerie forts la muſcade qui luy eſtoit familiere, qu'en aduint il? ſes maladies en furēt auſſi toſt eſmues de telle furie que l'on euſt dit que ſon ventre eſtoit plein de tonneres, & luy fut force de vomir le tout ſans aucun bien : *Quam fœlix eſt me-dicus qui nihil in peius conuertit, & admonitiones ſuſcipit* à dit quelqu'vn, que noſtre maxime dōc demeure ferme en cecy, qu'il eſt im-poſſible de proffiter aux malades ſās auoir vne exacte & particuliere cognoiſsāce du malade & de ſa maladie, puiſque cōme nous auons dit *Corpus differt à corpore, natura à na-tura,* ceſt l'oracle de la bonne medecine qui la prononcé, & duquel Macrobe rend ce teſmoignage que, *Nec fallere, neque falli vſ-quam potuit,* & duquel pareillement le diſert

Galien à dit que sa parolle estoit *tanquam Dei vox* tant il estoit iudicieux, veritable en ses propos, & expert en son art : mais c'est comme hôme & non autrement, c'est chose qui n'appartient qu'à vn seul Dieu, tout sage, tout bon, tout veritable, & tout iuste, auquel nons deuôs tout le bien, l'heur, la santé, & la conduite de nos mains : à luy donc soit honneur & gloire eternellement Amen.

F I N.